Docteur Pierre LE QUER

Syphilis et Grossesse

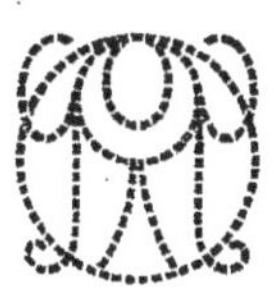

(Novembre 1922)

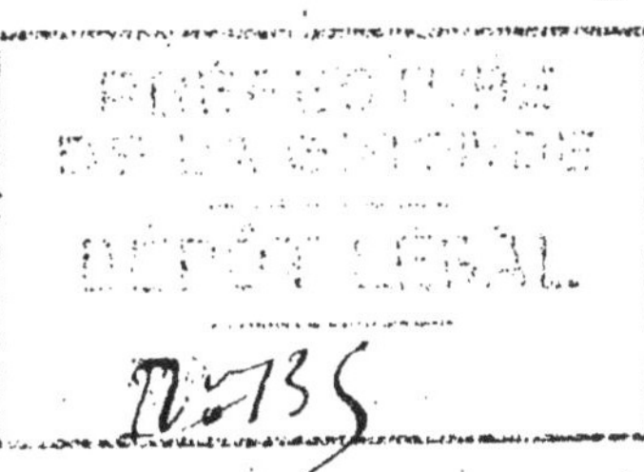

BORDEAUX
Imprimerie Victor CAMBETTE
91, Cours de la Marne, 91

—

1922

Docteur Pierre LE QUER

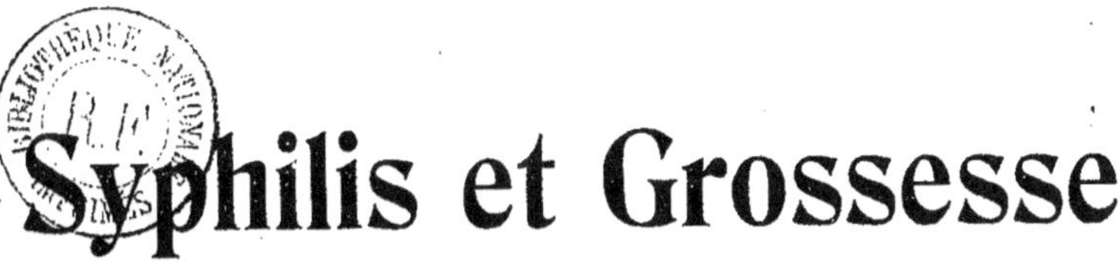

Syphilis et Grossesse

(Novembre 1922)

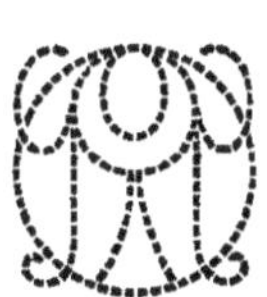

BORDEAUX
Imprimerie Victor CAMBETTE
91, Cours de la Marne, 91
—
1922

A MON PÈRE, A MA MÈRE

———

A MES FRÈRES ET SŒURS

———

A LA MÉMOIRE DE MON FRÈRE CHARLES

MORT POUR LA FRANCE

———

A TOUS MES AMIS

———

A MES MAITRES DE LA FACULTÉ DE MÉDECINE

ET DES HOPITAUX DE BORDEAUX

————

A MONSIEUR LE DOCTEUR MARC RIVIÈRE

CHEF DE CLINIQUE-ADJOINT D'ACCOUCHEMENTS A LA FACULTÉ DE MÉDECINE

DE BORDEAUX

*Qui nous a inspiré ce travail
et que nous remercions ici pour les
conseils éclairés qu'il nous a si
aimablement prodigués.*

————

A MON PRÉSIDENT DE THÈSE

MONSIEUR LE DOCTEUR MAURICE RIVIÈRE

PROFESSEUR DE CLINIQUE D'ACCOUCHEMENTS A LA FACULTÉ DE MÉDECINE

DE BORDEAUX

CHEVALIER DE LA LÉGION D'HONNEUR

OFFICIER DE L'INSTRUCTION PUBLIQUE

*En reconnaissance de l'honneur
qu'il nous fait en voulant bien accepter
la présidence de cette thèse.*

SYPHILIS ET GROSSESSE

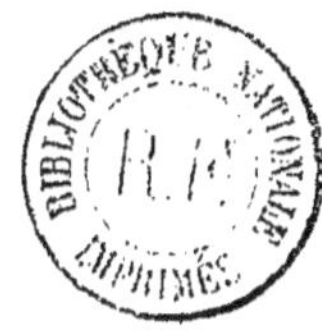

INTRODUCTION

La syphilis est un fléau social. Elle doit sa renommée tristement célèbre aux désordres graves qu'elle occasionne chez l'individu, dans les familles, et aux conséquences funestes qu'elle entraîne pour la race elle-même ; car l'infection spécifique est un des grands facteurs de la dépopulation.

Sa fréquence semble s'accroître. Mais peut-être ne la rencontrons-nous plus souvent qu'en raison de l'intérêt que nous attachons à sa recherche.

Puisque nous disposons pour la combattre de moyens efficaces, on comprend l'avantage considérable qui résulte d'abord d'un diagnostic précoce ; ensuite, et surtout, de l'introduction d'un traitement suivi : Soigner en premier lieu les procréateurs syphilitiques pour que les chances de contamination du fœtus en soient diminuées d'autant. Puis si la mère est infectée, la traiter encore pour qu'elle donne naissance à un enfant indemne. Et enfin, si ce dernier n'a pu échapper au contage spécifique, l'empêcher de succomber à l'aide d'une médication appropriée.

Nous avons voulu nous rendre compte par nous-même du nombre de femmes syphilitiques qui étaient passées à la Clinique Obstétricale de Bordeaux depuis 1919 à 1922. Et sur ce nombre, savoir combien avaient suivi un traitement, combien n'avaient pas été soignées.

En présence des résultats obtenus : valeur incontestée du traitement ; nombre restreint de femmes traitées relativement à celui des femmes syphilitiques, nous avons pensé qu'il y aurait intérêt d'une part à ce que moins de femmes demeurassent sans traitement, d'autre part à ce que celles traitées le fussent d'une façon suivie.

Mais on n'ignore pas qu'en matière de syphilis la question du traitement est des plus délicates et que les femmes particulièrement l'acceptent et le suivent difficilement, en raison précisément du mauvais renom de la maladie qui le motive.

Avec le Docteur Marc Rivière, qui nous a intéressé à la question et qui nous a conseillé et guidé dans ce travail, nous croyons que la meilleure méthode serait la création à Bordeaux d'un dispensaire antisyphilitique annexé à la Clinique Obstétricale ; il serait constitué sur le modèle de celui établi par le Professeur Couvelaire, à la Clinique Baudelocque.

Les résultats obtenus à Paris autorisent pour le moins à en faire l'essai.

CHAPITRE PREMIER

Historique.

La syphilis, de tout temps, a intéressé les médecins. Son mode de propagation, particulièrement, à fait l'objet de nombreux travaux. Georges Vella, en 1508, parle de la transmissibilité de la syphilis par l'hérédité. Paracelse, en 1529, Nicolas Massa, en 1534, traitent de l'hérédité syphilitique. Fallope, en 1556, décrit le nouveau-né hérédo-syphilitique. En 1557, Augier Ferrier signale la contagion post-conceptionnelle ; et jusqu'à Hunter, la transmission au fœtus d'une syphilis maternelle post-conceptionnelle est admise par tous.

Mais, en 1786, Hunter nie l'hérédité de la syphilis. Girtaneur se range à cet avis et ne croit qu'à une infection de passage. Lagneau, en 1828, parle dans le même sens. Malgré tout, et pendant trente années consécutives, les opinions les plus divergentes sont émises.

On voit, en 1861, les Identistes, avec Gibert, Cazenave, déclarer que toutes les maladies vénériennes sont de même nature, tandis que les Unicistes, avec Ricord, Cullerier, séparent la blennoragie du chancre, et que les Dualistes enfin, avec Bassereau et Diday, distinguent le chancre mou du chancre syphilitique.

Lors du concours de Bordeaux, en 1855, la question prend un essor nouveau : « Syphilis du nouveau-né et des enfants de la mamelle », tel en était le sujet. Le problème était ainsi posé de la transmission gravidique.

Qui, du père ou de la mère, transmettait à l'enfant l'infection syphilitique ? Capdeville, en 1856, essaye de démontrer qu'une femme spécifique avant sa grossesse donne naissance à un fœtus indemne. Pour Mandon, ce dernier serait contaminé et ne naîtrait sain que dans le cas d'une syphilis acquise pendant la gestation.

Quant à la syphilis post-conceptionnelle, à en croire R. Lory, la contamination du fœtus ne se produirait qu'au moment du décollement placentaire. Pour Parrot, elle ne saurait avoir lieu que jusqu'au septième mois de la grossesse, tandis que Fournier réduit cette limite à cinq mois.

La transmission de la syphilis par le spermatozoïde compte des partisans au nombre desquels : Trousseau, Depaul, Hutchinson.

En 1876, Diday croit tout d'abord à l'infection d'une mère saine en apparence par un fœtus ayant hérité de la syphilis de son père. C'était remettre en honneur « le choc en retour », dogme de Ricord, ou la « syphilis décapitée » de Fournier.

A cette époque, l'hérédité paternelle étant admise, la conception classique était la suivante :

a) Si le père seul est syphilitique : la mère sera contaminée par le fœtus, « *in utero* », ou bien elle sera immunisée (loi de Colles) ;

b) Si la contamination de la mère a lieu après le début de la grossesse, la transmission du tréponème par voie transplacentaire ne saurait avoir lieu que dans les cinq ou six premiers mois.

Ces deux théories sont reprises en 1903 en Allemagne, d'une part avec Rosinsky, d'autre part avec Matzenauer, pour qui la syphilis héréditaire est toujours d'origine maternelle. Elle est transmise à l'enfant par voie placentaire ; et la mère d'un hérédo-syphilitique « *ex patre* » est toujours infectée avant la conception.

Pour les auteurs français, le fœtus naît généralement indemne quand la syphilis maternelle est postérieure au septième mois.

CHAPITRE II

État actuel de la question.

Aujourd'hui encore, la discussion n'est pas close ; la question des rapports de la syphilis et de la grossesse est à l'ordre du jour. Cependant, nous avons cru intéressant avant de la reprendre pour notre propre compte de la poser telle qu'elle se présente actuellement.

Pour mémoire, nous rappellerons l'influence de la grossesse sur la syphilis et nous étudierons ensuite plus longuement celle plus importante de la syphilis sur la grossesse.

a) La grossesse, pour reprendre l'expression du Professeur Fournier, aggrave la vérole ; pour la même raison sans doute qu'elle aggrave la tuberculose. L'organisme de la femme gravide se trouverait par le même fait en état de moindre résistance. Comment se traduisent ces aggravations ? Les lésions deviennent exubérantes et tenaces et d'autant plus que la syphilis est récente. Le chancre s'amplifie et devient énorme, violacé, justifiant cette dénomination de chancre en cocarde qui lui a été attribuée. Il a de plus une tendance à la végétation, au phagédénisme.

D'une manière générale, les lésions syphilitiques influencées par la grossesse résistent au traitement et disparaissent avec la délivrance.

Quant aux symptômes généraux : céphalée, fièvre, anémie, ils prennent, du fait de leur gravidité, une intensité plus grande.

Enfin, l'infection syphilitique, sous l'action de la grossesse, suit une marche plus rapide ; elle brûle les étapes.

b) De son côté, la syphilis traduit sa présence, chez une femme enceinte, par des résultats désastreux. Cependant, les effets en sont plus ou moins graves suivant la date plus ou moins récente de son apparition. Aussi y a-t-il lieu de distinguer dès maintenant une syphilis maternelle ante-concéptionnelle, une syphilis contemporaine à l'époque de la conception, une syphilis post-conceptionnelle. Nous verrons ensuite ce qu'il faut penser de l'hypothèse émise au sujet d'une syphilis purement paternelle.

De ces trois modalités principales, la première est la plus redoutable. C'est en effet de la syphilis ancienne, c'est-à-dire ante-conceptionnelle ou reçue avant le troisième mois que Bar, après Fournier, disait qu'elle était une grande avorteuse. Les avortements lui sont imputables dans 39,7 % des cas relevés. Ceux-ci surviennent environ vers le troisième mois ou plus tard, quand la syphilis est plus récente ; quand elle vieillit, en effet, son pouvoir abortif s'atténue, et la grossesse s'approche de plus en plus du terme.

D'une manière générale, la syphilis ante-conceptionnelle donne d'abord des prématurés. Les uns naissent macérés; les autres vivants, mais plus ou moins tarés, meurent à brève échéance. Puis viennent des fœtus à terme présentant des symptômes de syphilis en évolution ou des enfants sains en apparence, mais qui présentent plus tard des signes d'hérédo-syphilis.

Mentionnons encore que la fréquence de l'avortement est liée à l'âge de la maladie, le maximum de nocivité répondant à la première année de l'infection. Fournier en donne un bel exemple : quatre-vingt-dix femmes contagionnées par leurs maris et devenues enceintes la première année donnèrent naissance à cinquante mort-nés, à trente-huit morts précocement, deux seulement survécurent ; au total, quatre-vingt-huit morts sur quatre-vingt-dix grossesses.

De même que l'on admet l'existence d'une syphilis ante-conceptionnelle, de même on conçoit qu'une femme puisse contracter cette même infection au moment où elle devient enceinte. Un mari syphilitique ayant contaminé son épouse, celle-ci présentera un chancre du col dans les délais voulus. L'infection évoluera ; avec les accidents secondaires apparaîtront la fièvre, les céphalées, toutes causes qui auront une action néfaste sur l'état général et la gravidité. La grossesse sera interrompue habituellement.

Mais les avis sont partagés dès qu'il s'agit d'une syphilis par conception, c'est-à-dire due à l'infection immédiate de l'ovule par un spermatozoïde contaminé. Dans ces conditions on ne retrouve pas il est vrai, chez la femme, d'accidents primaires. Faut-il en conclure qu'ils n'existent pas ?

C'était l'opinion de Fournier, qui voyait là un cas de syphilis décapitée, et de Ricord, qui soutint la même idée. C'était aussi celle de Bar pour qui le fœtus, devenu syphilitique du fait de son père seul contaminait sa mère « *in utero* ». Cette hypothèse du choc en retour, comme celle de la syphilis décapitée admise par Trousseau, Depaul, etc.. a été niée par Mireur, Langlebert, Augagneur, Balrie. Le tréponème n'a pas encore été retrouvé dans le spermatozoïde, et il semble difficile de l'y rencontrer si l'on songe que le spirochète mesure 10 cc. alors que le spermatozoïde n'en compte que 3.

Ce que l'on croit plutôt c'est que, l'ovule atteint, ou bien détruirait le spermatozoïde contaminé au même titre qu'un élément nuisible, ou que, moins résistant, il serait détruit par lui. Dans les deux cas, cependant, il ne saurait y avoir de grossesse.

Quant à la syphilis soi-disant décapitée, nous croyons avec Mireur, Augagneur, Bolrie, que le fait de ne pas rencontrer l'accident primaire ne nous autorise pas à conclure à son existence. Nous pensons plutôt que la mère d'un enfant syphilitique est toujours syphilitique, atteinte d'infection latente méconnue, sans accidents patents, et qu'une réaction de Wassermann opportune serait positive à un degré plus ou moins net.

Toute femme peut donc contracter la syphilis avant et au moment de concevoir, et transmettre à son enfant, *in utero*, l'infection acquise. L'enfant, à son tour, la contractera-t-il de sa mère contaminée après la conception ?

La question avait été posée en 1557 par Augier Ferrier. Reprise dans la suite, il était naturel qu'elle fut combattue par les auteurs qui croyaient que la syphilis était d'origine ovulaire. C'est ainsi que Trousseau, Dejant, Hutchinson, se refusèrent à admettre la possibilité d'une syphilis post-conceptionnelle.

Elle fut défendue par Lory, pour qui l'infection se produit au moment du décollement placentaire. Par Parrot, qui croyait la contamination possible jusqu'au septième mois. Par Fournier, qui la limitait au cinquième mois, et par Boccheris-Pums au quatrième.

Elle a été confirmée par Bobrie, dans sa thèse de Paris de 1912. A son avis, la contamination est possible jusqu'au terme de la grossesse. Il n'admet pas d'exception à la loi de Profeta ; les fœtus sains en apparence, nés de mère syphilitique, présentent toujours, parfois tardivement, des accidents syphilitiques. L'infection se transmettrait de la mère au fœtus par voie placentaire. Cependant, dit-il encore, plus la vérole est ancienne par rapport à l'âge de la gestation, plus il y a de macérés. Plus elle est récente, plus il y a d'enfants vivants quoique syphilitiques, parce que le fœtus serait alors plus résistant. C'est ainsi que, pour lui, la syphilis des deux premiers mois serait moins grave pour le fœtus ; que celle acquise pendant les sept derniers mois donnerait des enfants le plus souvent syphilitiques ; et qu'enfin la syphilis acquise pendant les deux derniers mois donnerait très fréquemment des enfants porteurs de tréponèmes.

« *Nihil in fœtu quod non fuerit prius in matre* », suivant l'expression de Diday, en 1893. Voilà qui semble admis d'une façon générale. Cependant ce même auteur, en 1876, affirmait le contage direct du fœtus par le spermatozoïde. Cette opinion est-elle soutenable ? Sous l'influence des travaux de Matzenauer, Augagneur, Bobrie, on tend à admettre que le spermatozoïde ne peut pas être infectant. C'est le sperme qui peut contenir des spirochètes, lesquels infectent la mère et, par son intermédiaire, le fœtus.

L'opinion à laquelle on semble se ranger de préférence est que le père ne peut infecter directement le fœtus ; mais que, par contre, il peut lui léguer une hérédité dystrophiante. Ces dystrophies ne seraient pas spécifiques, mais elles seraient créées par la syphilis. Cela serait sans doute le résultat d'une lutte entre l'ovule et le spermatozoïde infecté. Le tréponème, à titre de corps étranger adhérant au germe mâle, serait phagocyté par le protoplasme du germe femelle ; mais ce dernier s'en trouverait amoindri et ne serait plus apte à donner des produits de bonne qualité.

c) Nous avons reconnu l'existence de la syphilis sous ses différentes modalités. Sur quoi nous baserons-nous en présence d'une femme enceinte ou d'une accouchée récente pour en poser le diagnostic ? Les anciens médecins n'avaient à leur disposition que l'aide de la clinique ; nous avons de plus celle du laboratoire.

Les observations cliniques, les plus importantes d'ailleurs, nous renseignent sur l'état de la mère syphilitique d'abord, puis sur celui de l'enfant. Enfin, dans les cas douteux, elle nous donne des présomptions tirées des relations observées entre le poids du fœtus et celui du placenta.

Toute syphilis secondaire en évolution sera aisément diagnostiquée chez une femme enceinte ; mais en cas d'infection latente sans manifestations extérieures, il sera difficile de poser une affirmation ; d'autant plus que la malade n'avouera que très difficilement avoir été contaminée.

Que tirer de l'état du fœtus ?

Si la syphilis est récente, nous aurons des macérés ; si

elle l'est un peu moins, nous assisterons à la naissance de petits êtres à facies spécial, vieillot, amaigri, ridé, de « petits vieux » comme on les appelle souvent, au cri rauque ou sans timbre. Ils présenteront en outre du pemphigus aux mains et à la plante des pieds. Et enfin, symptôme le plus précoce, ils auront du coryza annoncé par de l'enchifrenement et qui empêchera les tétées.

D'autres fois, en cas de syphilis ancienne, l'enfant naîtra sans lésions apparentes. Dans les premiers temps, rien de spécial n'attirera l'attention ; ce n'est qu'au bout d'une ou plusieurs semaines que, sans raison apparente, refusant toute nourriture, il s'amaigrira considérablement, pour mourir enfin dans un état de cachexie dont on méconnaîtra la cause.

Ce n'est qu'à l'autopsie que l'on découvrira son foie augmenté de volume, une péritonite généralisée, une grosse rate, des lésions rénales, des méninges enflammées.

L'attention du médecin, il est vrai, peut être mise en éveil par une notion clinique importante signalée par le Professeur Pinard : le rapport du poids du fœtus avec celui du placenta. Régulièrement, ce dernier représente la sixième partie du poids de l'enfant. La règle n'est pas absolue et, en présence d'un placenta d'un poids normal, il ne faut pas se hâter, d'aprèsBobrie, de conclure à l'absence de syphilis. Cependant, dès qu'il dépasse la sixième partie du poids du fœtus, on est autorisé à en rechercher la raison, surtout s'il s'accompagne d'une quantité abondante de liquide amniotique. Ne penser en tout cas qu'à une syphilis ancienne.

d) Que dit à son tour le Laboratoire ?

La réaction de Bordet-Wassermann, qui nous indique la présence chez les individus examinés de réactions humorales, apanage presque exclusif de la syphilis, nous est d'un précieux concours. En dehors des éclamptiques des infectées aiguës, chez qui elle peut être positive, elle nous fait découvrir l'infection dans les cas de syphilis latente ou ancienne. De même il serait intéressant de la pouvoir pratiquer chez l'enfant, non pas aussitôt la naissance, car elle pourrait être négative, mais après quelques jours, c'est-à-dire une fois constituée la lésion essentielle : l'hépatite syphilitique.

Quoiqu'il en soit, on est convenu aujourd'hui d'admettre que si un résultat positif doit traduire l'existence d'une infection spécifique, par contre un résultat négatif est sans valeur.

e) Un mot du traitement avant de terminer notre exposé :

La médication antisyphilitique la plus active est sans contredit la médication arsénicale. Mais il est deux grandes indications que le médecin ne doit pas oublier ; qu'il emploie l'arsénobenzol 606 ou le novarsénobenzol 914 : il faut injecter, d'abord, de grosses doses ; soit un centigramme par kilogramme de poids pour l'arsénobenzol et un centigramme et demi pour le novarsénobenzol. Puis, il importe de ne pas laisser s'écouler de laps de temps trop grands entre chaque série de piqûres : vingt et un jours au maximum.

Quelle dose injecterons-nous à une femme enceinte ?

Si nous nous servons du 606 :

1re Série. — 1re semaine	2me	3me	4me	5me	6me	7me	8me
0 gr. 10	0,20	0,30	0,40	0,50	0,60	0,60	0,60

Vingt et un jours de repos.

2me Série. — 1re semaine	2me	3me	4me	5me	6me	7me	8me
0 gr. 20	0,30	0,40	0,50	0,60	0,60	0,60	0,60

Vingt et un jours de repos.

3me Série. — 1re semaine	2me	3me	4me	5me	6me	7me	8me
0 gr. 30	0,40	0,50	0,60	0,60	0,60	0,60	0,60

Ordinairement, on ne dispose pas du temps nécessaire pour faire une quatrième série qui débuterait par 0 gr. 40.

L'arsénobenzol exige une dilution assez considérable. On lui préfère le novarsénobenzol, ou 914, que l'on emploie de la façon suivante :

1re Série. — 1re semaine 2me 3me 4me 5me 6me 7me 8me

0 gr. 15   0,30   0,45   0,60   0,75   0,90   0,90   0,90

Vingt et un jours de repos.

2me Série. — 1re semaine 2me 3me 4me 5me 6me 7me 8me

0 gr. 30   0,45   0,60   0,75   0,90   0,90   0,90   0,90

Vingt et un jours de repos.

3me Série. — 1re semaine 2me 3me 4me 5me 6me 7me 8me

0 gr. 45   0,60   0,75   0,75   0,90   0,90   0,90   0,90

Vingt et un jours de repos.

Faut-il arrêter le traitement quelques jours avant l'accouchement ? M. Marcel Pinard estime que c'est inutile.

Ces données établies, nous répétons que notre intention n'est pas de révolutionner en quelque façon l'ordre général des connaissances acquises. Nous avons simplement voulu nous rendre compte par nous-même et savoir dans quelle mesure la réalité des faits confirmaient ou infirmaient les conclusions actuellement admises.

Dans ce but, nous avons recherché à la Clinique Obstétricale de Bordeaux, sur une échelle de quatre années, de 1919 à 1922, tous les cas de syphilis ancienne ou récente qui s'y sont présentés.

Nous avons classé d'une part les cas de syphilis certaine, et d'autre part les cas de syphilis douteuse. C'est dans cet ordre que nous les exposerons.

CHAPITRE III

OBSERVATIONS

OBSERVATION 34. — 31 janvier 1919.

X..., 25 ans, journalière. A présenté une éruption il y a 3 ans. A cette époque, a été soignée par le Docteur Dubreuilh pour céphalées nocturnes. Sirop de Gibert et quelques piqûres de novarsénobenzol.

1re grossesse : maux de gorge, céphalées ;
avortement : 2 mois.

2e grossesse : traitée par des injections intra-veineuses et des pilules. A cessé le traitement d'une façon hâtive ; accouchement prématuré de 6 mois.

3e grossesse : mort et macéré ; 2 kil. 980 ; placenta 800 gr. Pas de réaction Wassermann.

OBSERVATION 52

X..., 27 ans, journalière. Nie tout antécédent spécifique.

1re grossesse à 22 ans. Accouchement à terme : fille morte à 11 mois. Le père est menuisier.

2e grossesse à 27 ans. Le père est peintre en bâtiments.
Accidents angineux au début (3 premiers mois) ; avortement ; fœtus en état d'asphyxie : 3 kil. Liquide amniotique abondant. Pas d'éruption suspecte; mort le lendemain midi.
Autopsie : foie volumineux. Spirochètes.
Réaction Wassermann de la mère : positive.

OBSERVATION 77

X..., 43 ans, journalière.

1re grossesse à 19 ans, fille à terme, morte à 3 semaines.

2e   —   à 20 ans, fille à terme, morte à 4 jours.

3e   —   à 21 ans, 2 jumeaux prématurés : 1er mort-né; 2e mort à 3 semaines.

4e   —   à 22 ans, avortement à 3 mois.

5e   —   à 23 ans, à terme, mort à 4 jours.

6e   —   à 24 ans, fœtus mort-né.

7e   —   à 25 ans, mort et macéré.

8e   —   à 28 ans, mort-né.

9e   —   à 36 ans, mort à 4 jours.

10e   —   à 39 ans, mort à 5 mois.

11e   —   à 43 ans, enfant vivant : 2 kil 115. Placenta 480 gr. Pas de réaction Wassermann.

OBSERVATION 101

X..., 21 ans, tailleuse. Primipare.

Accouchement prématuré de 6 mois ; mort et macéré : 1.040 gr. Placenta : 315 gr. Liquide amniotique abondant. Pas de réaction Wassermann.

OBSERVATION 150

X..., 27 ans.

1re grossesse à 22 ans, enfant à terme, mort à 2 ans.

2e   —   à 27 ans, de père différent, mort et macéré : 2 kil. 700. Placenta : 600 gr. Réaction Wassermann +.

OBSERVATION 323

X..., 35 ans.

1re grossesse à 20 ans, à terme, garçon mort à 4 mois 1/2.

2e   —   à 21 ans, à terme, enfant vivant bien portant.

3e   —   à 23 ans, prématuré de 8 mois 1/2, mort-né.

4e   —   à 24 ans 1/2, à terme, vivant, bien portant.

5e   —   à 25 ans 1/2, avortement à 2 mois 1/2.

6ᵉ grossesse à 26 ans, avortement à 3 mois.
7ᵉ   —   à 28 ans, à terme, mort à 3 mois.
8ᵉ   —   à 29 ans, avortement à 1 mois 1/2.
9ᵉ   —   à 35 ans, mort et macéré : 2 kil. 500. Placenta : 275 gr. Liquide amniotique abondant. Pas de réaction Wassermann.

OBSERVATION 216

X..., 23 ans.

1ʳᵉ grossesse : accouchement à terme le 4 mai 1918, enfant mort 3 jours après.

2ᵉ grossesse : accouchement le 9 juin. Enfant mâle, état précaire : 2 kil. 770. Placenta : 540 gr. Présentant du pemphigus et un gros foie. Liquide amniotique abondant. Pas de réaction Wassermann de la mère.

OBSERVATION 415

X..., 23 ans, ménagère.

1ʳᵉ grossesse en 1914, prématuré de 8 mois, mort à 5 mois (premier père).

2ᵉ   —   en 1916, prématuré de 6 mois (deuxième père).
3ᵉ   —   en 1917, prématuré de 6 mois (deuxième père).
4ᵉ   —   en 1919, mort et macéré : 2 kil. 500. Placenta : 600 gr. (troisième père). Pas de réaction Wassermann.

OBSERVATION 447. — 13 novembre 1919.

X..., 30 ans, cultivatrice.

1ʳᵉ grossesse en 1911, mort-né.
2ᵉ   —   en 1913, prématuré de 7 mois.
3ᵉ   —   en 1917, avortement à 4 mois.
4ᵉ   —   en 1919, à terme : 2 kil. 600. Placenta : 470 gr. Réaction de Wassermann +.

OBSERVATION 455

X..., 29 ans, domestique.

Syphilis remontant à un an. Traitement arsenico-mercuriel.

1 avortement de 3 mois à 20 ans.

1 avortement de 3 mois à 26 ans.

1 accouchement à terme à 29 ans : 2 kil. 600. Placenta : 310 gr.
Traitement à la liqueur Van Sweeten. Réaction Wassermann + chez la mère.

OBSERVATION 474

X..., 34 ans, journalière.

1re grossesse en 1905, prématurée, 8 mois.
2e — en 1916, prématurée, 2 mois 1/2.
3e — en 1916, prématurée, 1 mois 1/2.
4e — en 1917, à terme.
5e — en 1919, à terme, 3 kil. 860. Placenta : 800 gr.
Réaction Wassermann +. Traitement.

OBSERVATION 481

X..., 23 ans.

1re grossesse en 1916 normale ; ne se souvient pas d'avoir présenté des accidents syphilitiques.
2e grossesse en 1919, prématuré de 7 mois. Placenta pracvia. Enfant : 2 kil. Placenta : 450 gr. Traitement mercuriel. Réaction Wassermann de la mère +.

OBSERVATION 482

X..., 26 ans.

Enfant mort-né : 2 kil. 560. Placenta : 560 gr. Liquide amniotique abondant. Réaction Wassermann + traitement.

OBSERVATION 494

X..., 22 ans, employée de magasin, primipare. Présente depuis 15 jours une éruption suspecte. Accouche d'un fœtus mort et macéré : 1 kil. 630. Placenta : 640 gr. Réaction Wassermann +.

En 1920

OBSERVATION 171

X..., 25 ans, corsetière. Accidents syphilitiques en mars. Eruption au thorax et à la vulve. Céphalées.

1re grossesse antérieure à ces accidents : à terme.

2° — postérieure à ces accidents : mort et macéré de 6 mois, 2 kil. 160. Placenta : 800 gr. traitée par la suite.

OBSERVATION 209

X..., 29 ans, primipare. Céphalées nocturnes, alopécie, ulcération au niveau de la petite lèvre droite.

Accouchement : mort et macéré, 2 kil. 180. Placenta : 300 gr. Réaction Wassermann +. Traitement.

OBSERVATION 254

X..., 26 ans, cuisinière.

1re grossesse en 1918 : à terme, fœtus mort à 8 jours. La malade nie tout antécédent spécifique. Pas de signes.

2° grossesse en 1920 : fœtus de 2 kil. 600. Placenta : 500 gr. Deux jours après, apparition de pemphigus à la plante des pieds et aux mains. Traitement mercuriel.

OBSERVATION 263

X..., 21 ans.

1re grossesse : prématuré de 7 mois 1/2, mort-né, macération de 15 jours.

2° grossesse : avortement de 3 mois 1/2, prise de sang le 13 juin. Réaction Wassermann +.

3° grossesse : mort et macéré, 2 kil. 200. Placenta : 820 gr.

OBSERVATION 502

X...

1re grossesse en mars 1918, à terme : enfant mort 3 jours après.

2° grossesse en juin 1919, à terme : enfant mort quelques heures après. Pemphigus volumineux.

3ᵉ grossesse en novembre 1920, à terme : enfant de 3 kil.
630. Placenta : 640.

En 1910 : a présenté une affection cutanée de la face.

En 1914 : mêmes phénomènes; deux cicatrices après traitement externe.

En 1919 : le Docteur Dubreuilh ordonne un litre de sirop de
Gibert. Réaction Wassermann ?

En 1920 : frictions mercurielles à la Clinique.

OBSERVATION 480. — Octobre 1920.

X..., femme de chambre, primipare.

Accouchement à terme : fille de 3 kil. Placenta : 425 gr.
Dans la première quinzaine d'août, elle a été traitée pour une
angine doublée d'une laryngite. Traitement ordinaire sans
résultat.

A un examen plus approfondi, on a trouvé sur le tronc de la
roséole en voie d'effacement. Aux grandes lèvres et à la four-
chette, plaques muqueuses. Pas de chancre initial.

A été traitée chez le Docteur Dubreuilh.

Six piqûres de novarsénobenzol. Le mal de gorge disparut
dès la première, les autres accidents dans la suite.

Durant la grossesse, aucun accident.

OBSERVATION 534

X..., 28 ans.

1ʳᵉ grossesse à 20 ans, prématuré de 7 mois 1/2 (même père).

2ᵉ — à 21 ans, — — —

3ᵉ — à 26 ans, — — —

4ᵉ — à 28 ans, à terme : 2 kil. 500. Placenta : 440 gr.
(père différent). Céphalées, névralgies. Réaction Wassermann +.

OBSERVATION 538

X..., 24 ans.

1ʳᵉ grossesse à 21 ans, prématuré, 8 mois 1/2, mort à 1 mois.

2ᵉ — à 22 ans, prématuré, 8 mois 5 j., mort à 2 mois.

3ᵉ — à 23 ans, prématuré, 8 mois, mort à 5 jours.

Le père, employé au Midi, a fait une hémiplégie droite il
y a trois ans.

La mère, lors de la quatrième grossesse, aurait reçu 16 piqûres intra-veineuses, malgré un Wassermann qui aurait été négatif.

4e grossesse : une fille de 3 kil. 200. Placenta : 495 gr.

Rien à signaler au sujet des divers appareils.

OBSERVATION 578

X..., blanchisseuse, primipare. Antécédents pathologiques néants. Grossesse normale. Accouchement à 7 mois d'un enfant mâle : 2 kil. 440. Placenta : 335 gr. Réaction Wassermann +.

OBSERVATION 583

X..., 37 ans, espagnole.

1re grossesse : prématuré de 6 mois.

2e   —   : prématuré de 5 mois.

3e   —   : à terme, fille morte à 6 ans.

4e   —   : à terme, enfant mort en naissant ; placenta pracvia. Pas de traumatismes expliquant l'avortement. Elle a eu des maux de tête, a perdu les cheveux. Aucun autres stigmates de syphilis.

5e grossesse : enfant mort depuis quelque temps déjà, manœuvres de Mauriceau.

Pas de renseignements sur le placenta ni sur le poids du fœtus. Réaction Wassermann +.

OBSERVATION 68

X..., 36 ans, journalière.

1re grossesse en 1905, 21 ans, prématuré de 8 mois, mort 1/4 d'heure après.

2   —   en 1916, avortement, 1 mois 1/2 (père différent).

3e   —   en 1916, avortement, 2 mois 1/2 (père différent).

4e   —   en 1917, accouchement à terme : 3 kil. 600. Placenta : 600 gr. (père différent).

5e   —   en 1918, accouchement à terme : 3 kil. 860. Placenta : 800 gr. Liquide amniotique abondant.

Réaction Wassermann +. Traitement consécutif.

6e grossesse en 1921, à terme, enfant de 4 kil. Placenta : 695 gr. Liquide amniotique abondant.

OBSERVATION 80

X..., 21 ans, domestique.

1re grossesse en 1919, avortement de 5 mois.

2e — en 1921, prématuré, 7 mois. Enfant : 1 kil. 670. Placenta : 410 gr. Liquide très abondant. Réaction Wassermann +.

OBSERVATION 152. — 18 mars.

X..., 36 ans, lingère.

1re grossesse à 30 ans, accouchement normal, fille morte à 3 ans.

2e — à 32 ans, accouchement normal, fille vivante.

Le père n'est pas le même pour ces deux grossesses que pour les suivantes.

3e grossesse : avortement de 1 mois 1/2.

4e — : avortement de 4 mois.

5e — : avortement de 4 mois.

6e — : accouchement à terme d'une fille de 3 kil. 105. Placenta : 325 gr. Le 15 mars, réaction Wassermann +. Le nourrisson a été traité au novarsénobenzol à cause du melonea qu'il présentait. Bon état général.

OBSERVATION 161. — 22 mars 1921.

X..., 27 ans, primipare.

Accouchement à terme d'un garçon : 2 kil. 370. Placenta : 455 gr. Mort le 1er avril.

Réaction Wassermann + chez la mère.

OBSERVATION 168. — 24 mars.

X..., 32 ans, employée de tramway.

1re grossesse à 26 ans, prématuré de 7 mois, *in utero*.

2e — à 32 ans, de père différent, enfant mâle, à terme, 4 kil. 285. Placenta : 865 gr.

Le 15 mars, réaction Wassermann +.

OBSERVATION 184

X..., 30 ans, employée de commerce.

1ʳᵉ grossesse : avortement de 2 mois.

2ᵉ   —   prématuré de 8 mois 1/2 : 2 kil. 460. Placenta : 330 gr. Réaction Wassermann +.

Malgré une réaction de Wassermann négative, nous nous sommes cru autorisé à classer au nombre des syphilis certaines l'observation suivante :

OBSERVATION 196. — 12 avril 1921.

1ʳᵉ grossesse à terme 1909, enfant bien portant (père différent).

2ᵉ   —   prématuré de 3 mois.

3ᵉ   —   prématuré de 6 mois.

4ᵉ   —   prématuré de 8 mois.

5ᵉ   —   1920, prématuré de 3 mois.

6ᵉ   —   1921, prématuré de 6 mois, fœtus mort-né : 880 gr. Placenta : 135 gr. Liquide amniotique abondant.

La mère présentait de violentes céphalées nocturnes.

OBSERVATION 252. — 12 mai 1921.

X..., 20 ans.

1ʳᵉ grossesse à 19 ans, prématuré de 6 mois.

2ᵉ   —   actuelle, de père différent. Enfant de 3 kil. Placenta : 520 gr.

La mère a présenté des plaques muqueuses au périnée et des condylomes plats dans la région ano-vulvaire.

De mars à mai, elle a été traitée au novarsénobenzol :
0.15, 0.30, 0.45, 0.15, 0.15.

L'enfant ne présentait aucune lésion apparente de syphilis.

De même que l'observation 196, nous mettons la suivante au nombre des syphilis certaines :

OBSERVATION 266. — 18 mai 1921.

X..., 40 ans, marchande de fleurs.

7 grossesses à terme dont la 3ᵉ jemellaire :

    5 enfants morts dans la première enfance, de convulsions.

    2 autres morts : l'un à 4 ans, l'autre à 7 ans.

Le père est le même pour ces 7 grossesses et pour les 2 avortements suivants :

        le 1ᵉʳ à 3 mois 1/2

        le 2ᵉ à 7 mois

Père différent par la suite :

        le 3ᵉ à 6 mois 1/2,

        le 4ᵉ à 1 mois,

        le 5ᵉ à 5 mois 1/2, enfant mort-né.

La mère, en 1920, a eu de violents maux de tête diurnes et nocturnes. Pas de réaction Wassermann. Pas de traitement.

OBSERVATION 310. — 13 juin 1921.

X..., 20 ans, ménagère.

1ʳᵉ grossesse à 17 ans, prématuré de 6 mois.

2ᵉ   —   à 18 ans, prématuré de 6 mois.

3ᵉ   —   à 19 ans, prématuré de 8 mois 1/2, mort-né.

4ᵉ   —   à 20 ans, prématuré de 8 mois 1/2, mort-né :

    2 kil. 700.

La malade a été traitée en Espagne, à Bilbao, par des piqûres intraveineuses, à la suite d'une prise de sang.

Réaction Wassermann +.

OBSERVATION 363

(*Mêmes considérations que pour les numéros 196 et 266.*)

X..., 35 ans.

9 premières grossesses terminées à 6 et 7 mois : enfants morts quelques minutes après la naissance.

10° grossesse à terme, enfant mort à 17 mois.
11° — à terme, enfant mort à 1 mois 1/2.
12° — enfant vivant.
13° — prématuré de 7 m. 1/2, mort aussitôt : 1 k. 500.
Placenta : 500 gr. Liquide amniotique très abondant.
Réaction Wassermann négative, le 23 juillet 1921.

OBSERVATION 366. — 11 juillet.

X..., 36 ans, ménagère.
1ʳᵉ grossesse en 1915, prématuré de 8 mois, mort *in utero*.
2° — en 1917, prématuré de 8 mois 1/2, mort *in utero*.
3° — en 1919, prématuré de 8 mois, mort *in utero*.
Traitement de la mère en novembre 1920.
4° grossesse en 1921, à terme, enfant de 3 kil. 250. Placenta :
450 gr. Pas de réaction Wassermann.

OBSERVATION 487. — 22 septembre 1921

X..., 30 ans, mécanicienne.
1ʳᵉ grossesse à terme, enfant bien portant.
2° — enfant mort à 2 mois.
3° — prématuré de 5 mois.
4° — prématuré de 8 mois : 2 k. 980. Placenta : 680 gr.
Apparition du pemphigus aux mains et aux pieds. Liquide
amniotique abondant.
Réaction Wassermann négative chez la mère le 28 sep-
tembre 1921.

OBSERVATION 553. — 5 novembre.

X..., 23 ans, ménagère, primipare.
Enfant mort-né : 2 kil. 635. Placenta : 400 gr.
Réaction Wassermann +.

OBSERVATION 573. — 5 novembre.

X..., 21 ans, journalière, primipare.
Grossesse jemellaire bivitelline prématurée de 6 mois 1/2.
1ᵉʳ fœtus de 1 kil. 300, mort quelques heures après.
2° — de 1 kil. 470, mort-né. Placenta : 840 gr.
Liquide amniotique très abondant. Réact. Wassermann +.

OBSERVATION 579. — 7 novembre.

X..., 26 ans, ménagère, primipare.

Prématuré de 8 mois 1/2 : 2 kil. 800. Placenta : 500 gr.

Eruption survenue chez l'enfant pendant les premiers jours. Amaigrissement rapide.

Traitement par le novarsénobenzol 0.02, 0.02, 0.25, à 4 jours d'intervalle.

Amélioration rapide. Le poids est remonté.

OBSERVATION 606. — 20 novembre 1921.

X..., 29 ans, domestique. Céphalées en casque, violentes.

1re grossesse à 18 ans, à terme, garçon bien portant.

Le père est différent pour les grossesses suivantes :

2e grossesse à 25 ans, à terme, fœtus mort *in utero*.

3e — à 29 ans, macéré retenu depuis 1 mois : 1 k. 500. Placenta : 300 gr.

Réaction Wassermann négative. Réactivation 0.15 de novar-sénobenzol.

OBSERVATION 101. — 21 février 1922.

X..., 37 ans, soudeuse.

Le père des 4 premières grossesses est mort au front.

1re grossesse en 1905, à terme, enfant mort à 1 mois 1/2.

2e — en 1908, prématuré de 8 mois, vivant.

3e — en 1913, prématuré de 7 mois, mort et macéré.

4e — en 1914, prématuré de 6 mois, mort et macéré.

Le père est différent pour la :

5e grossesse en 1922, prématuré de 8 mois, mort et macéré. 2 kil. 200. Placenta : 530 gr.

Placenta œdématié, dégénéré, blanchâtre. Réaction Wasser-mann +.

OBSERVATION 116. — 28 férvrier.

X.., 25 ans, mécanicienne. Réaction Wassermann + en 1921.

1re grossesse en avril 1920, prématuré de 7 mois, macéré depuis 1 mois : 800 gr.

2° grossesse en 1921, prématuré de 8 mois, macéré depuis
   1 mois : 1.000 gr.

Traitement en 1921 :
en mai, 1ʳᵉ série de Néo; en août, 2ᵉ série de Néo;
en décembre, mercure.

3° grossesse en 1922, à terme : garçon de 3 kil. 520. Placenta :
   510 gr. Père différent pour cette grossesse.

OBSERVATION 118. — 1ᵉʳ mars 1922.

X..., 25 ans, journalière.

1ʳᵉ grossesse en 1919, à terme, enfant mort à 2 mois.
2ᵉ   —   en 1920, à terme, enfant vivant.
3ᵉ   —   en 1922, à terme, enfant de 2 kilog. Placenta :
   540 gr.

La mère, présentant céphalées et vertiges, a subi à Cholet,
pendant sa grossesse, 17 piqûres intra-musculaires de biodure
de mercure et à pris du sirop. Le nouveau-né présente du
pemphigus cervico-facial. On le traite au Néo.

OBSERVATION 125. — 5 mars.

X..., 35 ans, sans profession.

1ʳᵉ grossesse en 1918, forceps, garçon vivant.
2ᵉ   —   en 1922, père différent, enfant mort et macéré :
   2 kil. 020. Placenta : 400 gr. Réaction Wassermann +.

OBSERVATION 189. — 30 mars.

X..., 22 ans, domestique.

En 1911 : angine durant 15 jours (février).
      —   plaque à la lèvre (mars) guérie en septembre.
      Pas d'accidents secondaires.

1ʳᵉ grossesse en 1919, enfant vivant et en bonne santé.
2ᵉ   —   en 1922, de père différent : prématuré de 8 mois,
   mort-né, 1 kil. 730. Placenta : 900 gr. Liquide amniotique très abondant.

Alopécie, jamais de piqûres. Réaction Wassermann + +.

OBSERVATION 246. — 30 avril 1922.

X..., 30 ans, sans profession. Céphalées nocturnes.
1re grossesse en 1920, prématuré de 8 mois, mort 3 j. après.
2e — en 1922, prématuré de 6 mois, mort et macéré :
  750 gr. Placenta : 180 gr.
Réaction Wassermann nettement positive.

OBSERVATION 292. — 24 mai.

X..., 22 ans, ménagère.
1re grossesse à terme. Accouchement sous chlore, enfant mort
  depuis 8 jours.
2e grossesse actuelle, prématuré de 6 mois, mort et macéré :
  1 kil. 600. Placenta : 420 gr.
Réaction Wassermann +. A l'examen, on ne trouve que des
ganglions.

OBSERVATION 310. — 2 juin.

X..., 35 ans, couturière.
1re grossesse en 1917, à terme, enfant mort à 7 mois.
2e — en 1919, mort-né.
3e — en 1920, à terme, enfant mort à 3 mois.
4e — en 1922, à terme : 3 kil. 300. Placenta : 550 gr.
  Liquide amniotique abondant.
Réaction Wassermann nettement positive.

OBSERVATION 350. — 23 juin.

X..., 38 ans, journalière. 12 grossesses.
1re grossesse : avortement de 3 mois.
2e — : avortement de 4 mois.
3e — : avortement de 4 mois.
  4e, 5e, 6e grossesses : avortement à 4 et 6 mois.
7e grossesse : avortement de 4 mois 1/2.
8e — : avortement de 5 mois 1/2.
9e — : accouchement à terme, enfant mort à 15 mois.
10e — : jemellaire de 8 mois, 2 macérés.
11e — : à terme, enfant vivant.
12e — : à terme, enfant de 2 kil. 590. Placenta : 400 gr.
Pas de réaction Wassermann.

OBSERVATION 363. — 27 juin 1922.

X..., 24 ans, lingère.

1re grossesse en 1919, forceps, fœtus mort.

2e — en 1921, forceps, mort à 4 mois.

3e — en 1922, jemellaire, poids des enfants : 3 k. 500.

Placenta : 1.800 gr. Liquide amniotique abondant.

Réaction Wassermann +.

OBSERVATION 371. — 1er juillet 1922.

X..., 20 ans, domestique, primipare.

Traitée par le Docteur Sabrazès (10 piqûres de biiodure de Hg), puis novarsénobenzol sous-cutané 0.10, 0.15, 0.20, 0.25, 0.30, 0.45.

Accouchement : fille de 2 kil. 800. Placenta : 365 gr.

Réaction Wassermann +.

OBSERVATION 416. — 19 juillet.

X..., 19 ans, marchande, primipare.

Syphilis contractée à 9 ans en buvant dans un verre après beau-frère syphilitique.

En janvier 1921, série de piqûres chez M. le Professeur Dubreuilh.

Accouchement en 1922, enfant : 3 kil. 100. Placenta : 522 gr.

Réaction Wassermann +.

OBSERVATION 423. — 24 juillet.

X..., 24 ans, lisseuse, primipare.

Enfant à terme, mort pendant l'expulsion : 3 k. 200. Placenta : 680 gr.

Réaction Wassermann +.

OBSERVATION 436. — Août 1922.

X..., 25 ans.

1re grossesse à terme, en 1920, enfant vivant.

2e — à 7 mois, 1922, mort et macéré : 1 kil. 300. Placenta : 340 gr.

Réaction Wassermann +.

OBSERVATION 437. — 2 août 1922.

X..., 37 ans, primipare.
Accouchement : fille de 3 kil. 050. Placenta : 1 kil. 030.
Pas de réaction Wassermann.

OBSERVATION 461. — 14 août.

X..., 19 ans. St. D. Primipare.
Enfant à terme : 3 kil. 700. Placenta : 700 gr. Liquide amnio-
tique très abondant.
Pas de réaction Wassermann.

OBSERVATION 474. — 21 août.

X..., 22 ans, primipare.
Enfant à terme : 3 kil. 700. Placenta : 800 gr.
Pas de réaction Wassermann.

OBSERVATION 545. — Septembre.

X..., 44 ans.
1re grossesse : 1903 (27 juillet), à terme, fille morte à 10 mois.
2e — : 1908, avortement à 3 mois 1/2.
3e — : 1910, avortement à 4 mois 1/2.
4e — : 1911, à terme, enfant mort à 10 mois.
5e — : 1916, à terme, mort-né.
6e — : 1922, prématuré de 7 mois : 2 kil. Placenta :
    400 gr.
Réaction Wassermann +.

A côté de cette série de cas évidents de syphilis, il en est
d'autres plus ou moins douteux et dont plusieurs auraient
bénéficié d'une réaction de Wassermann faite en temps
opportun.

OBSERVATION 24. — 20 janvier 1919.

X..., 26 ans, employée de tramway.
1re grossesse à 19 ans : prématuré de 7 mois, mort à 2 jours.
    Une peur en serait la cause.

2ᵉ grossesse à 20 ans : à terme, fille vivante.

3ᵉ — à 26 ans : mort et macéré, 1 kil. 600. Placenta :
560 gr.

Pas de réaction Wassermann.

OBSERVATION 63

X..., 38 ans, sans profession.

1ʳᵉ grossesse à 24 ans, prématuré de 6 mois 1/2.

2ᵉ — à 26 ans, à terme, mort à 30 mois.

3ᵉ — à 28 ans, prématuré de 7 m. 1/2, mort à 3 mois.

4ᵉ — à 30 ans, à terme, vivant actuellement.

5ᵉ — à 32 ans, prématuré de 4 mois 1/2.

6ᵉ — à 34 ans, 2 jumeaux : 1 mort à 4 mois; 1 vivant.

7ᵉ — à 36 ans, prématuré de 3 mois.

8ᵉ — à 38 ans, à terme : 3 kil. 338. Placenta :
La malade souffre de la tête.

Pas de réaction Wassermann.

OBSERVATION 194

X..., 40 ans, ménagère.

1ʳᵉ grossesse à terme, mort à 2 ans (premier mari).

2ᵉ — à terme, mort à 1 an (premier mari).

3ᵉ — prématuré de 1 mois 1/2 (premier mari).

4ᵉ — à terme, mort à 5 ans (premier mari).

5ᵉ — prématuré de 1 mois 1/2 (deuxième mari).

6ᵉ — prématuré de 8 mois 1/2, mort le lendemain (deuxième mari).

7ᵉ grossesse à terme : 1 kil. 690. Placenta : 375 gr. (deuxième
mari).

Pas de réaction Wassermann.

OBSERVATION 221. — 12 juin 1919.

X..., 23 ans, domestique.

1ʳᵉ grossesse à 17 ans, garçon à terme, mort à 13 m. (croup).

2ᵉ — à 19 ans, avortement de 2 mois.

3ᵉ — à 19 ans 1/2, avortement de 2 mois.

4° grossesse à 20 ans, avortement de 2 mois.
5°   —   à 20 ans 1/2, avortement de 2 mois.
6°   —   à 22 ans, avortement de 2 mois.
7°   —   à 23 ans, prématuré de 7 mois : 1 kil. 750. Pla-
    centa : 410 gr.

Pas de réaction Wassermann.

OBSERVATION 269. — 13 juillet.

X..., 25 ans, domestique, primipare.

Avortement de 5 mois 1/2, fœtus mort-né, 740 gr. Placenta :
    360 gr.

La mère avait été traitée au néosalvarsan pour accidents
primaires, chez le Docteur Dubreuilh. Elle a reçu 4 injections.

Au cours d'une injection vaginale elle a perdu les eaux, ce
qui a nécessité son transport à la clinique.

Pas de réaction Wassermann.

OBSERVATION 228

X..., 18 ans, employée de tramway, primipare.

Enfant mort-né (mort depuis quelques jours) : 2 kil. 845.
    Placenta : 600 gr.

Pas de réaction Wassermann, mais traitement antisyphilitique par la suite.

OBSERVATION 381. — 6 octobre 1919.

X..., 32 ans, journalière.

    7 grossesses; les 6 premières terminées entre 5 et 7 mois.
7° grossesse à terme : fille de 2 kil. 265. Placenta : 415 gr.
Pas de réaction Wassermann.

OBSERVATION 430

X..., 21 ans, primipare.

Accouchement le 3 novembre 1919, mort et macéré de 5 mois
    1/2 : 1 kil. 225. Placenta : 430 gr.

Pas de réaction Wassermann.

OBSERVATION 484

X..., 26 ans, marchande.

4 premières grossesses du premier père :
1ʳᵉ grossesse à 16 ans, à terme : fille vivante.
2ᵉ   —   à 17 ans, à 8 mois : morte une heure après.
3ᵉ   —   à 19 ans, à terme : morte à 8 mois.
4ᵉ   —   à 21 ans, à terme : garçon mort à 9 mois.
          3 dernières grossesses du deuxième père :
5ᵉ   —   à 22 ans 1/2, à 7 mois : mort à un mois.
6ᵉ   —   à 25 ans, à 8 mois : mort à un mois.
7ᵉ   —   à 26 ans, à 8 mois 1/2 : garçon vivant : 2 kil.
350. Placenta : 630 gr. Aurait eu une éruption (roséole ?) à 22 ans.

Pas de réaction Wassermann.

OBSERVATION 49. — Février 1920.

X..., 36 ans, domestique.

1ʳᵉ grossesse : 15 mars 1910, fœtus vivant, mort à 2 mois.
2ᵉ   —   : 17 juillet 1912, prématuré de 7 mois, mort-né.
3ᵉ   —   : 2 février 1920, de père différent, fœtus vivant de 2 kil. 485. Placenta : 400 gr. Liquide amniotique abondant et verdâtre. Sclérème 18 heures après. Hémorragie au 4ᵉ jour et mort.

Pas de réaction Wassermann.

OBSERVATION 132. — Mars 1920.

X..., 27 ans, domestique, primipare.

Aurait présenté des taches rouges aux membres inférieurs. Soignée en 1915, à Bayonne, après prise de sang, injections intra-veineuses, sirop de Gibert.

Accouche d'une fille de 2 kil. 280. Placenta : 700 gr. Traitée au mercure, morte 3 jours après. La mère a été traitée dans la suite.

Pas de réaction Wassermann.

OBSERVATION 300 *bis*.

X...

1re grossesse : prématuré de 7 mois, mort une heure après.
2e   —   : prématuré de 3 mois.
3e   —   : 2 jumelles de 7 mois, mortes 2 heures après.
4e   —   : à terme, garçon de 3 kil. 930. Placenta : 590 gr.

Pas de réaction Wassermann.

OBSERVATION 305

X..., 32 ans, ménagère, primipare.

A été plâtrée pour déviation de la colonne vertébrale. Grippe infectieuse en décembre 1918.

Accouchement : monstruosité, masse placentaire, 2 jumeaux adhérents. Placenta : 740 gr.

Réaction Wassermann négative.

OBSERVATION 501

X..., 34 ans.

3 premières grossesses du même père : enfants bien portants.
4e grossesse : prématuré de 6 mois 1/2, mort et macéré depuis un mois.
5e grossesse : prématuré de 7 mois 1/2, mort et macéré : 1 kil. 410. Placenta : 300.
Le père est différent pour les deux dernières grossesses.

Pas de réaction Wassermann.

OBSERVATION 605. — 26 décembre 1920.

X..., 29 ans.

1re grossesse à 22 ans, à terme : fille de 2 k., sourde-muette.
2e   —   à 27 ans, à terme : garçon mort 7 heures après.
3e   —   à 29 ans, à terme : garçon de 2 kil. 030. Placenta : 615 gr. Décédé le deuxième jour.

Pas de réaction Wassermann.

OBSERVATION 106. — 18 février 1921.

X..., 24 ans, journalière.

1re grossesse : mars 1914, accouchement prématuré, 2 m. 1/2.

2e   —   : août 1916, accouchement prématuré, 4 m. 1/2.

3e   —   : août 1919, accouchement prématuré de 8 mois, fille vivante.

4e grossesse : février 1921, à terme, 3 kil. Placenta : 450 gr. Pas de réaction. Wassermann.

OBSERVATION 117.

X..., 37 ans. 13 grossesses.

1re grossesse : 2 enfants morts.

2e   —   : 2 enfants morts.

3e, 4e, 5e, 6e grossesses : faussess couches de 1 m. 1/2 à 2 mois.

7e, 8e, 9e, 10e, 11e grossesses : couches normales, enfants vivants.

12e grossesse : avortement de 5 mois 1/2.

13e   —   : à terme, enfant vivant.

14e   —   : à terme, enfant vivant, 2 kil. 800. Placenta : 550 gr.

Pas de réaction Wassermann.

OBSERVATION 322. — 18 juin 1921.

X..., 36 ans, sans profession.

1re, 2e, 3e, 4e grossesses terminées par des avortements de 2 à 7 mois.

5e grossesse : à terme, enfant vivant.

6e   —   : à terme, enfant vivant, 3 kil. 130. Placenta : 320 gr.

Réaction Wassermann négative en juillet.

OBSERVATION 377. — 15 juillet 1921.

X..., 25 ans.

Cécité à 23 ans d'origine inconnue, traitée au benzoate de mercure, à la clinique ophtalmologique.

1re grossesse : fausse-couche.

2°   —   : fausse-couche.

3e   —   : à terme, fœtus mort et macéré (pas de cou, membres courts) : 2 kil. Placenta : 1.800 gr.

Pas de réaction Wassermann.

OBSERVATION 427

X..., 29 ans, employée de bureau.

1ʳᵉ grossesse à 18 ans : prématuré de 7 mois, mort quelques heures après.

2ᵉ grossesse à 19 ans : prématuré de 7 mois, mort à 1 mois.

3ᵉ — à 22 ans : prématuré de 8 mois, vivant.

4ᵉ — à 27 ans : avortement à 3 mois.

5ᵉ — à 29 ans : avortement à 5 mois 1/2, enfant : 800 gr. Placenta : 200 gr.

Pas de réaction Wassermann.

OBSERVATION 455

X..., 36 ans, ménagère.

1ʳᵉ grossesse : à terme, mort à 3 ans (d'un premier père).

2ᵉ — : prématuré de 5 mois.

3ᵉ — : prématuré de 6 mois.

4ᵉ — : à terme, enfant mort à 1 mois.

5ᵉ — : à terme, enfant vivant actuellement.

6ᵉ — : à terme, enfant de 2 k. 870. Placenta : 330 gr.

Pas de réaction Wassermann.

OBSERVATION 475. — 18 septembre 1921.

X..., 26 ans, serveuse.

1ʳᵉ grossesse en 1918 : avortement de 3 mois.

2ᵉ — en 1919 : avortement de 3 mois.

3ᵉ — en 1919 : avortement de 2 mois.

4ᵉ — en 1919 : avortement de 2 mois.

5ᵉ — en 1921 : à terme, garçon de 3 kil. 280. Placenta : 500 gr.

Pas de réaction Wassermann.

OBSERVATION 531. — 13 octobre 1921.

X..., 24 ans, ménagère.

1ʳᵉ grossesse en 1919 : avortement de 3 mois 1/2.

2ᵉ — en 1920 : accouchement à terme, enfant de 1 k. 800, mort 7 jours après.

3ᵉ grossesse en 1921 : accouchement à terme, enfant de 2 k. 980. Placenta : 470 gr.

Pas de réaction Wassermann.

OBSERVATION 549. — 24 octobre. (Embryotomie.)

X..., journalière, 19 ans.

1re grossesse en 1920 : prématuré de 7 mois, mort à 4 mois.

2e — en 1921 : prématuré de 7 mois, mort-né, 1 kil. 550. Placenta : 320 gr.

Réaction Wassermann négative.

OBSERVATION 582

X..., ménagère, 18 ans.

1re grossesse en 1920 : avortement de   mois.

2e — en 1920 : avortement de 1 mois.

3e — en 1921 : accouchement à terme; fille de 3 kil. 200. Placenta : 400 gr.

Réaction Wassermann négative.

OBSERVATION 614.

X..., 25 ans, ménagère.

1re grossesse 12 décembre 1920 : prématuré de 8 mois.

2e — 20 novembre 1921 : prématuré de 6 mois 1/2, fœtus petit, présentant du sclérème. Liquide amniotique abondant.

Réaction Wassermann négative.

OBSERVATION 660. — 18 décembre 1921.

X..., 22 ans, journalière, primipare.

Enfant de 2 kil. 560. Placenta : 370 gr. Mort le 19 décembre. Il présentait : une tare de la cornée avec leucome adhérent ; cataracte pyramodale antérieure ; mystagmus. Mort d'hémorragie méningée.

Réaction Wassermann négative.

OBSERVATION 2. — Janvier 1922.

X..., 34 ans, couturière.

1re grossesse en 1910 : accouchement à terme, enfant vivant.

2e — en 1919 (mars) : prématuré de 3 mois.

3e — en 1919 (juillet) : prématuré de 6 semaines.

4e — en 1921 : prématuré de 6 semaines.

5e — en 1922 : accouchement à terme, fille : 2 kil. 240. Placenta : 300 gr.

Réaction Wassermann négative.

OBSERVATION 37

X..., journalière, primipare. Grippe en 1920. Crises nerveuses.

Le père de l'enfant nie tout antécédent syphilitique.

En août (4e mois), apparition de boutons sur les grandes lèvres. Sensation de cuisson ; n'a pas consulté.

En novembre, elle vient à la clinique d'où on l'adresse au Docteur Petjes : 2 piqûres de Néo. intraveineuses.

Disparition des boutons dès la première piqûre.

Sur ces entrefaites, elle entre à la clinique, pour accoucher : enfant de 3 kil. 210. Placenta : 600 gr.

Pas de réaction Wassermann.

OBSERVATION 112

X..., 21 ans, papetière.

1re grossesse en 1918 : à terme, enfant mort-né.
2e — en 1919 : à terme, enfant vivant.
3e — en 1921 : avortement de mois.
4e — en 1922 : prématuré de 7 mois, mort le lendemain, 1 kil. 925. Placenta : 500 gr.

Réaction Wassermann négative.

OBSERVATION 119. — 1er mars 1922.

X..., 18 ans, journalière, primipare. Antécédents pathologiques : 2 atteintes de chorée de Sydenham, grippe en 1918.

Se plaint de céphalées, vertiges.

Accouche d'une fille de 2 kil. 530 gr. Placenta : 500 gr. qui présente du coryza.

Réaction Wassermann négative.

OBSERVATION 142

X..., 28 ans, journalière. Maux de tête, vertiges, faiblesses.

1re grossesse en 1913 : à terme, mort et macéré.
2e — en 1914 : accouchement normal, enfant 3 k. 450. Placenta : 930 gr.
3e grossesse en 1922 : accouchement normal, enfant 3 k. 100. Placenta : 500 gr.

Réaction Wassermann négative, mais Néo. intraveineuse.

OBSERVATION 154

X..., 36 ans, cuisinière.

D'un premier père :

1re grossesse en 1903 : à terme, enfant vivant bien portant.

2e — en 1913 : à terme, enfant vivant bien portant.

3e — en 1916 : à terme, enfant vivant bien portant.

D'un deuxième père :

4e grossesse en 1920 : prématuré de 8 mois, mort à 15 jours.

5e — en 1922 : prématuré de 7 m., mort-né, 1 k. 500.

Placenta : 500 gr.

Pas de réaction Wassermann.

OBSERVATION 223. — 18 avril 1922.

X..., 36 ans, journalière, primipare. Se plaint de céphalées.
Enfant de 2 kil. 440. A présenté des convulsions. Placenta :
430 gr. Une tension extrême de la fontanelle. Décédé le
21 avril d'hémorragie méningée.

Réaction Wassermann négative le 28 avril.

OBSERVATION 239 *bis*. — 25 avril 1922.

X..., ménagère. A toujours été chétive. On lui aurait fait
une prise de sang, puis un traitement par voie buccale.

1re grossesse en 1916 : accouchement à 7 mois d'un enfant
mort et macéré.

2e grossesse en 1917 : avortement spontané à 4 mois.

3e — en 1919 : prématuré de 7 mois, dans une Mater-
nité de Paris. Enfant de 1 kil. 100, actuellement vivant.

4e grossesse en 1922 : grossesse tubaire rompue dans le liga-
ment large.

Pas de réaction Wassermann.

OBSERVATION 311. — 4 juin 1922.

X..., 38 ans, tailleuse.
De 1912 à 1919, quatre avortements consécutifs de 2 à 4 mois.
En 1920, accouchement à terme (forceps), fille morte à 1 an.
En 1922, accouchement à terme (forceps), garçon, 3 k. 780.

Placenta : 470 gr..

Pas de réaction Wassermann.

OBSERVATION 360. — 23 juin 1922.

X..., 38 ans, journalière.

1re grossesse : avortement à 3 mois.
2e   —   : avortement à 4 mois.
3e   —   : avortement à 4 mois.
4e   —   : avortement à 5 mois.
5e   —   : avortement à 6 mois.
6e   —   : avortement à 6 mois.
7e   —   : avortement à 4 mois 1/2.
8e   —   : avortement à 5 mois 1/2.
9e   —   : à terme, enfant mort à 15 mois.
10e   —   : jemellaire de 8 mois, deux morts et macérés.
11e   —   : à terme, enfant vivant.
12e   —   : à terme, enfant de 2 kil. 590. Placenta : 400 gr.

Pas de réaction Wassermann.

CHAPITRE IV

Des constatations intéressantes ressortent de ces observations.

La syphilis se révèle souvent par l'histoire obstétricale. On se trouve fréquemment en présence de femmes enceintes qui n'offrent, extérieurement, aucun signe permettant de soupçonner cette infection. Ce n'est qu'en prenant leurs observations, en remontant minutieusement dans leur passé obstétrical, qu'on en retrouve des indices précieux.

Ces syphilis datent, pour la plupart, de longtemps ; elles ont fait ce que font particulièrement les infections spécifiques anciennes : des avortements, des macérés, c'est-à-dire des morts.

Comme aucun traitement n'est intervenu pour interrompre cette polylathalité, elle devient pour le médecin qui se trouve en présence de pareils cas, une indication quasi certaine de spécificité. La syphilis a procédé, le plus souvent, suivant une marche régulière qui lui appartient en propre : elle aura débuté par des avortements qui se sont de plus en plus rapprochés du terme de la grossesse. D'autres fois, elle aura fait d'emblée des macérés, des mort-nés ; et enfin, après bien des années, il arrive que la malade parvienne à mettre au monde un fœtus maigriot, d'une santé précaire, qui ne tardera pas d'ailleurs à présenter du pemphigus ou autres lésions, signature de l'infection initiale. Les observations suivantes en font foi :

(1919). — 34, 77, 323, 216, 415, 447, 455, 474, 478.
(1920). — 171, 209, 263, 502, 534, 538.
(1921). — 68, 80, 152, 184, 196, 266, 310, 363, 366, 487.
(1922). — 101, 116, 246, 310, 350, 545.

Syphilis latente méconnue.

Mais toute femme n'a pas fatalement d'histoire obstétricale ; ou bien si elle en possède une, celle-ci peut ne présenter rien d'anormal. En tous cas, et à défaut de signes cliniques nets, étant donné surtout que la femme avoue difficilement avoir été sujette à des accidents spécifiques, rien ne nous autorise à songer d'emblée à la syphilis. Le plus souvent, en effet, l'accident initial, le chancre, a passé inaperçu ; ce qui explique le nombre considérable de syphilis méconnues. Cependant nous avons pu remarquer, durant notre stage, une chose dont nous avons trouvé la confirmation à l'occasion des recherches que nous avons effectuées depuis, à savoir : que la syphilis ne se révèle souvent qu'à l'occasion d'un accouchement. Il faut bien y penser ; on s'épargne ainsi des surprises et des étonnements.

Telle femme, une primipare, saine en apparence, mettra au monde un macéré sans que vous en trouviez la cause. Telle autre multipare, et dont les grossesses antérieures se sont terminées de façon normale, avortera apparemment sans raison. Chez l'une comme chez l'autre, vous ne trouverez la moindre trace d'intoxication albuminurique ou d'origine infectieuse. Mais votre attention, attirée par le fait de la macération ou de l'avortement, vous dirigez vos recherches du côté de l'infection syphilitique. Pour aider à l'établissement de votre diagnostic, en outre de la quantité plus ou moins abondante du liquide amniotique, vous disposez d'un signe clinique important, lui-même basé sur le rapport existant entre le poids du fœtus et celui du placenta.

Hypertrophie placentaire.

Normalement, ce dernier est égal à la sixième partie du poids du fœtus. Dès que la proportion est rompue en faveur du placenta, cette hypertrophie constitue pour le médecin un indice précieux et dont M. le Professeur Rivière nous recommande de tenir compte dans la recherche de la syphilis. Elle se rencontre surtout dans les affections spécifiques anciennes.

Parmi les cas que nous avons relevés, il en est de caractéristiques.

En 1919 :

Obs. 24 : 1 kil. 600; 560 gr. — Obs. 278 : 2 kil. 400; 600 gr.
Obs. 132 : 2 kil. 200; 700 gr. — Obs. 474 : 3 kil. 860; 800 gr.
Obs. 482 : 2 kil. 560; 560 gr. — Obs. 494 : 1 kil. 630; 640 gr.

En 1920 :

Obs. 171 : 2 kil. 160; 800 gr. — Obs. 263 : 2 kil. 200; 820 gr.
Obs. 152 : 2 kil. 250; 700 gr. — Obs. 436 : 2 kil. 200; 600 gr.
Obs. 377 : 2 kil.; 1.800 gr.

En 1921 :

Obs. 142 : 3 kil. 400; 930 gr. — Obs. 464 : 1 kil. 500; 500 gr.

En 1922 :

Obs. 118 : 2 kil. 000; 540 gr. — Obs. 154 : 1 kil. 100; 500 gr.
Obs. 189 : 1 kil. 730; 500 gr. — Obs. 363 : 3 k. 400; 1.800 gr.
Obs. 437 : 3 k. 050; 1.030 gr. — Obs. 460 : 3 kil. 700; 700 gr.
Obs. 474 : 3 kil. 700; 800 gr.

Ce n'est là qu'un indice, mais il est de première importance. Il ne se retrouve pas, il est vrai, dans tous les cas de syphilis, mais nous savons aussi qu'un placenta de poids normal n'exclue pas cette infection. Cependant, quand il existe, il en est pourrait-on dire pathognomonique.

Valeur de la Réaction Wassermann.

A la Clinique Obstétricale de Bordeaux, tout comme ailleurs du reste, on a fréquemment recours à la séro-réaction de Bordet-Wasserman pour étayer le diagnostic. Nous avons pu vérifier qu'elle est le plus souvent d'accord avec la clinique. Nous citons à cette occasion quelques observations résumées plus haut et où l'on en trouvera la confirmation :

Observations 52, 150, 415, 447, 455, 474, 481, 482, 494.
(1919). — 498, 500.
(1920). — 209, 263, 534, 578, 583.
(1921). — 68, 80, 152, 161, 168, 184, 310, 553, 573.
(1922). — 101, 125, 189, 246, 292, 310, 363, 371, 416, 423,
436, 545.

Peut-être auraient-elles été encore plus nombreuses si parfois on n'avait pas négligé de faire cette réaction alors qu'elle semblait tout indiquée.

Cependant, comme moyen d'investigation, elle doit céder le pas à la clinique. Nous avons en effet relevé des cas parmi nos observations où la réaction de Wassermann s'était montrée négative alors que cliniquement on se trouvait en présence d'une syphilis certaine :

Obs. (1919). — 398.
(1920). — 271, 305, 531.
(1921). — 159, 183, 196, 322, 363, 469, 487, 549, 606,
614, 660.
(1922). — 112, 190, 223.

Ceci corrobore une fois de plus l'enseignement que nous avons reçu à ce sujet, à savoir : que chez un syphilitique, une réaction positive confirme la maladie ; mais qu'une réaction négative ne saurait infirmer le diagnostic clinique.

On comprend cependant l'intérêt des recherches du laboratoire. Il serait désirable, en effet, que l'on puisse dépister la présence de la syphilis avant toute manifestation clinique. On pourrait alors instituer un traitement précoce qui entraînerait des avantages considérables. Cette considération découle des observations que nous avons rassemblées et où l'influence bienfaisante du traitement antisyphilitique se montre d'une façon frappante.

Influence du traitement.

Parmi les femmes qui se sont présentées à la Clinique de Bordeaux, parmi toutes celles dont nous avons pu éclaircir

l'histoire gynécologique, il en est qui avaient déjà été traitées ou qui l'étaient encore au moment ·de leur entrée à
l'hôpital. Qu'en est-il advenu ? D'une manière générale,
celles qui ont subi un traitement suivi ont accouché d'enfants vivants. Certaines avaient déjà fait plusieurs avortements (Observation 455, novembre 1919. — Obs. 502, 531,
538, octobre et novembre 1920. — Obs. 365, juillet 1921. —
Obs. 116, février 1922).

D'autres, primipares, ont pu, grâce au traitement institué,
mener à bon terme leur grossesse (Observation 455, 1919. —
Obs. 480, octobre 1920. — Obs. 68, 447, 310, 1921. — Obs. 375,
janvier 1922).

Mais la médication antisyphilitique, pour atteindre au
but qu'elle se propose, ne souffre pas de demi-mesures.
Nous avons relevé quelques observations intéressantes de
femmes mal traitées ; non pas que le traitement institué
fut toujours défectueux, mais bien parce qu'il subit des
interruptions fâcheuses, parfois même des arrêts dus à la
négligence de la malade (Obs. 34, janvier 1919. — Obs. 132,
1922). Il est arrivé aussi que le traitement fut insuffisant
ou bien parce que la malade ne s'est présentée à la consultation qu'à une époque très rapprochée du terme, et que, de
ce fait, elle ne put recevoir qu'un petit nombre d'injections
(Obs. 269, 1919. — Obs. 252, mai 1922. — Obs. 37, 1922), ou
bien parce que la méthode employée différait de celle
actuellement adoptée (Obs. 377, 1921. — Obs. 118, 1922).
Ici encore, une constatation est évidente : d'une manière
générale, avec un traitement défectueux, les femmes ont
accouché le plus souvent d'enfants à termes, morts-nés, ou
morts précocement.

On ne s'étonne pas, après cela, des résultats désastreux
auxquels ont abouti les grossesses survenues chez des femmes syphilitiques qui n'ont reçu aucun mode de traitement.
Ce sont, malheureusement, les plus nombreuses. Les morts
et macérés, les mort-nés, les avortements, se rencontrent

chez elles en nombre considérable. Chaque année apporte son triste décompte :

En 1919. — Observations 52, 77, 101, 150, 323, 216, 221, 481, 494, 498, 500 ;

En 1920. — Observations 171, 415, 447, 474, 209, 254, 263, 534, 578, 583 ;

En 1921. — Observations 80, 152, 161, 168, 184, 196, 266, 363, 487, 553, 579, 606 ;

En 1922. — Observations 2, 101, 112, 125, 189, 216, 292, 310, 350, 363, 371, 423, 436, 437, 461, 545.

Les recherches que nous avons faites, pour restreintes qu'elles soient, nous ont cependant mis en présence de faits dont nous croyons qu'il serait possible de tirer un parti des plus utiles. La syphilis fait des ravages ; c'est une grande avorteuse. Nul ne le conteste. Chacun sait aussi que nous disposons, pour la combattre victorieusement, de moyens qui font journellement leurs preuves. Mais on ne peut lutter efficacement contre un ennemi invisible. Or, combien nombreux sont les cas de syphilis dont le médecin n'est pas averti ?

Pour quelle raison les ignore-t-il ?

Bien souvent, il s'agit d'infections latentes, il est vrai, méconnues de leurs porteurs mêmes. La femme enceinte qui vient consulter, ne souffrant de rien, déclarera de bonne foi à son médecin qu'elle se porte à merveille. Ce dernier, n'ayant aucun motif de suspecter les dires de sa cliente, ne poussera pas plus loin son interrogatoire, surtout s'il se trouve en présence d'une primipare. Grand sera son étonnement lorsqu'il se verra appelé pour un avortement imprévu.

S'il s'agit d'une multipare, la chose se simplifie; et nous savons que l'histoire obstétricale de la malade est d'une aide précieuse quant à l'établissement du diagnostic d'une syphilis.

On entrevoit déjà le grand intérêt que présente le diagnostic précoce et combien il sera bon de toujours penser à une infection spécifique latente. On pourra, dès ce moment, en effet, parer au danger par l'institution d'un traitement approprié et dont l'importance en l'occasion est capitale car l'avenir de l'enfant en dépendra.

A l'heure actuelle, toute syphilis dépistée devrait pouvoir être guérie. Malheureusement, il n'en va pas toujours ainsi.

Prenons le cas d'une femme enceinte qui, désireuse de faire surveiller sa grossesse, se présente à la consultation. Après interrogatoire et examen minutieux, on diagnostique chez elle une syphilis secondaire, ou bien une infection latente révélée par quelques signes précis. Supposons là enceinte de cinq mois ; il importe donc de la traiter au plus tôt.

Dans ce but, on va la diriger sur un dispensaire spécial, Mais, à ce moment, survient une complication qui risque de rendre inutile le diagnostic posé et de compromettre l'avenir du fœtus.

En effet : cette femme, cette future mère, ignorant l'affection dont elle est atteinte, sera au moins désagréablement surprise de voir qu'elle se fait soigner dans un établissement exclusivement réservé aux syphilitiques et notoirement connu. De plus, l'ambiance « *sui generis* » créée par les habituées du dispensaire en question, ne sera pas faite pour flatter son amour-propre. Le résultat le plus net sera, de sa part, une décision bien ferme de ne plus y revenir pour s'éviter une telle humiliation, quand il n'arrive pas que la phobie de la syphilis, quelquefois exagérée, la pousse à quelque détermination extrême. La conséquence en est le sacrifice d'un innocent qui aurait pu et dû vivre.

Quel remède apporter à cet état de choses ? Il en existe un, croyons-nous ; ce serait d'adjoindre à la clinique obstétricale de Bordeaux un dispensaire exclusivement réservé aux femmes enceintes syphilitiques. On les traiterait avant, pendant et après leur grossesse ; on y soignerait de même les nourrissons contaminés.

La maladie une fois diagnostiquée à la consultation, on persuaderait facilement la malade qui, se trouvant dans un état de faiblesse avancé, il serait urgent de l'améliorer à l'aide de piqûres. Et cela dans l'intérêt de l'enfant. Dans ce but, elle se rendrait à telle adresse qu'il convient, où l'on s'occupe uniquement de traiter les femmes enceintes et faibles comme elle. Elle s'y rencontrerait, en effet, avec celles-ci instruites aussi dans ce sens ; toute susceptibilité se trouverait ménagée ; et chacune n'y verrait qu'un mode de médication des plus naturels.

Les accouchées syphilitiques, une fois remises, y continueraient d'être traitées ainsi que leur nourrisson.

Un établissement de ce genre a été fondé à Paris par M. le Professeur Couvelaire. Les résultats que nous publions en sont satisfaisants, et nous souhaitons que l'exemple de Paris soit suivi par la Province.

Fonctionnement du Dispensaire antisyphilitique de la Clinique Baudelocque en 1921

Compte-rendu sommaire pour 1921 du fonctionnement du dispensaire annexé à la clinique depuis février 1919.

De 315 en 1919, de 837 en 1920, le nombre des inscriptions nouvelles en 1921 s'est élevé à 1.116.

Femmes.... 904   Nourrissons.... 102
Enfants de plus de 1 an.. 34   Pères... 76

Prises de sang et réaction Wassermann pour diagnostic et surveillance du traitement : 1.056.

		R. W. +	R. W. —
Femmes gravides ...	330	148	182
Femmes accouchées.	574	181	393
Nourrissons........	41	12	29
Enfants............	36	17	18
Pères.............	76	31	45

Traitement au dispensaire :

Injections intraveineuses de Néo 3.064
Injections sous-cutanées Sulfarsénol..... 1.077
Femmes 290
Nourrissons............................ 72
Enfants................................ 17

Traitement assuré hors du dispensaire.

Pères 17

Depuis le 25 décembre 1920 au 31 décembre 1921, nous avons observé à la Clinique Baudelocque 102 accouchements de femmes soignées avant, pendant ou seulement pendant la gestation. En bloc, on relève :

88 enfants vivants ;
12 morts, soit pendant la gestation, soit peu après la naissance.

Ces observations se décomposent en plusieurs groupes :

21 femmes traitées avant et pendant la gestation :
enfants vivants 21
enfants morts 0

29 femmes traitées régulièrement pendant la gestation :
enfants vivants 27
enfants morts 2

36 femmes ayant reçu une seule série de Néo pendant la gestation :
enfants vivants 33
enfants morts 3

16 femmes insuffisamment traitées (moins d'une série) :
enfants vivants 9
enfants morts 7

Dans le même temps, sur 53 femmes ayant une syphilis floride ou latente non traitées :

Vivants.. 20 — 21 morts pendant la gestation.
Morts.... 31 — 6 »   »   la parturition.
6 »   dans les premiers jours.

On a fait en outre cette constatation importante que :

1° La proportion des mères justiciables d'un traitement et qui reviennent se faire soigner était de 83 % ;

2° La proportion des mères amenant régulièrement leurs nourrissons était de 57 %.

Les résultats que nous avons donnés plus haut ne sont certainement pas aussi satisfaisants.

CONCLUSIONS

Si nous considérons le nombre global des accouchements qui ont eu lieu à la Clinique obstétricale de Bordeaux depuis 1919, soit 2.280, nous remarquons :

1° Que la syphilis s'y est rencontrée dans 4,5 % des cas, réunis dans une centaine d'observations ;

2° Que ces 100 femmes syphilitiques ont donné depuis le moment de leur contamination :

> 167 avortements ou accouchements prématurés ;
> 22 morts-nés ;
> 24 morts et macérés ;
> 45 morts (dans le courant de la première année).

3° Que parmi elles, il se trouvait 26 primipares chez lesquelles l'infection avait pu passer inaperçue ; on ne saurait incriminer qui que ce soit de ce qu'elles n'aient pas été traitées.

Mais que les 73 autres étaient des multipares ayant toutes ou presque toutes une histoire obstétricale, qui certainement a éveillé l'attention des médecins consultants. Sans nul doute, un traitement leur a été conseillé.

Or, 10 seulement d'entr'elles l'ont suivi et ont donné naissance à des enfants vivants. Les autres s'y sont soustraites, probablement pour les raisons d'ordre moral dont nous avons parlé. Le résultat? la Clinique a enregistré 80 décès qui auraient pu être évités. Et si l'on tient compte des avortements et morts antérieures, on s'aperçoit que la syphilis a tué, dans ces conditions, 258 enfants sans qu'on ait rien fait pour l'en empêcher.

C'est pourquoi il nous paraît nécessaire d'instituer, à l'exemple de Paris, un dispensaire antisyphilitique annexé à la Clinique obstétricale. Les conséquences en seront au moins aussi heureuses à Bordeaux.

Vu, bon a imprimer :
Le Président,
M. RIVIÈRE.

Vu :
Le Doyen,
Dr C. SIGALAS.

Vu et permis d'imprimer :
Bordeaux, le 14 Novembre 1922.
Le Recteur de l'Académie,
R. THAMIN.

BIBLIOGRAPHIE

Augagneur. — Syphilis en grossesse et accouchement. (*Province Médic.*, 1892).

Auger-Ferrier. — De lue hispanica, Parisis (1564).

Barasch (Albert). — Influence dystrophique de l'hérédité syphilitique. (Thèse de Paris, 1896.)— Société d'éditions scientifiques.

Barthélémy. — La Syphilis. *(Revue mensuelle de médecine spéciale*, 1904, t. II, n° 1.)

Boucher. — De l'influence du traitement antisyphilitique sur la femme enceinte sur le fœtus. (Paris, 1904.)

Bobrie (Jean). — Syphilis post-conceptionnelle et hérédité syphilitique. (Thèse de Paris, 1912.)

Berger (Mme). — Syphilis gravide, son influence sur l'enfant. (Thèse de Montpellier, 1917.)

Detré (Raoul). — L'avenir des prématurés : ses rapports avec la syphilis héréditaire. (Thèse de Paris, 1912.)

Daunay. — Le Wassermann à la clinique Tarnier. *(Annales gynécologiques*, 1911.)

Étienne (Georges). — Contribution à l'étude de l'influence du traitement des mères syphilitiques surtout pendant la grossesse sur la santé des nouveau-nés. (*Annal. de Gynécologie et d'Obstétrique*, 1902.)

Fournier (Alfred). — Influence de la syphilis sur la mortalité infantile. (Paris, 1886.)

— Syphilis héréditaire tardive.

Fournier (Edmond). — Stigmates dystrophiques de l'hérédo-syphilis. (Paris.)

FRALEU. — Du pemphigus chez le nouveau-né. Sa valeur dignostique dans la syphilis. (Paris, 1897.)

FEROUELLE. — Chancre syphilitique du col de l'utérus, cause de dystrophie. (Thèse de Paris, 1902.)

GASTOU (Paul). — Rapport au Xᵉ Congrès international de Méd., (Lisbonne, Avril 1906.) — Syphilis héréditaire et hérédité syphilitique.

GODRON (Maurice). — De la mort subite chez les enfants syphilitiques. (Thèse de Paris, 1904.)

HUTCHINSON. — Syphilis héréditaire (traduction). Paris, 1884.

LÉVY-SOLAL. — Syphilis et hypertrophie placentaire. (*Gynécol. et Obstétrique*, 1921.

LABOURDETTE. — Gros placenta et syphilis (1913).

LEGRAND (Louis). — Syphilis et grossesse. Essai sur la syphilis post-conceptionnelle. (Thèse de Paris, 1886.)

LERMONT (Joseph). — Symptômes de la syphilis héréditaire sans exanthème chez les nourrissons. (Th. Paris, 1905.)

MARLIER (Paul). — Étude sur la syphilis conceptionnelle immédiate.

NATTAN-LARRIER et BRINDEAU. — Conditions histologiques du placenta dans l'hérédo-contagion. (18 Février 1905.)

— Présence du Spirocheta pallida dans le placenta syphilitique. (*Presse Médicale*, 1906.)

MORRIS SLEMONS. — Jusqu'à quel point la R. W. est-elle d'accord avec l'examen histologique du placenta dans le diagnostic de la Syphilis. (*Ann. Gynécol.*, 1918.)

PINARD. — Prophylaxie de l'hérédo-syphilis. (Extrait de la *Revue pratique d'Obst. et de Pédiat.*, Déc. 1899, Paris.)

SCHWAB. — De la syphilis du placenta. (Paris, 1896.)

VALLOIS (Léon). — Travaux d'obstétrique 1905 à propos du placenta syphilitique. (*Nouveau Montpellier médical*, 1898.)